DES

ABCÈS PAR CONGESTION

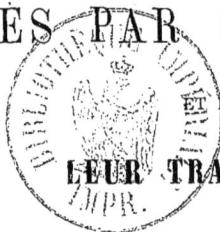

DE

LEUR TRAITEMENT

DES

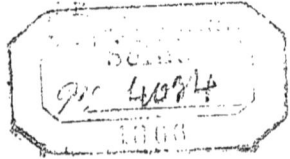

ABCÈS PAR CONGESTION

ET DE

LEUR TRAITEMENT

PAR

Le Docteur Jean VIDAL

de Lloupia (Pyrénées-Orientales),

ANCIEN INTERNE DE L'HOPITAL DE TARASCON, DÉLÉGUÉ A L'ÉPIDÉMIE DU CHOLÉRA
EN 1855, DANS LE DÉPARTEMENT DES BOUCHES-DU-RHONE,
MEMBRE DU CERCLE PHARMACEUTIQUE DE MONTPELLIER ET DE PLUSIEURS AUTRES SOCIÉTÉS
SAVANTES, ETC., ETC.

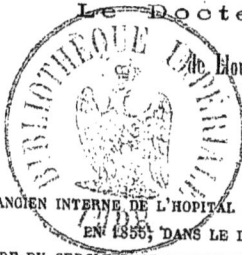

PARIS

TYPOGRAPHIE Auguste MARC

22, rue de Verneuil

—

1866

A ma Femme,

A ma Fille,

Dévouement éternel.

JEAN VIDAL.

Notre but n'est point de présenter un travail *ex professo* sur les *abcès par congestion*. Cette question si vaste et si controversée, surtout en ce qui touche la thérapeutique, aurait peut-être exigé plus de développement, mais nous n'avons eu que la prétention modeste de résumer l'état actuel de la science; *multa paucis,* telle a été notre devise.

Cependant nous avons pris garde de n'omettre rien d'important, et notre expérience, fruit d'une pratique déjà longue, nous a permis d'exposer sommairement quelques idées nouvelles; nos recherches nous ont mis à même de rappeler quelques faits oubliés depuis longtemps. Nous espérons que l'indulgence de nos juges ne nous fera pas défaut et qu'ils voudront bien tenir compte de nos faibles efforts.

JEAN VIDAL.

DES

ABCÈS PAR CONGESTION

ET DE

LEUR TRAITEMENT

————

Les auteurs ne sont point d'accord sur la véritable
étymologie du mot *Abcès*. Pour les uns, il dériverait du
verbe *abscedere* (*s'écarter, s'éloigner*), parce que le pus
écarte, sépare les tissus dans lesquels il se trouve contenu.
Pour les autres, cette dénomination exprimerait que le
pus tend à s'écouler hors des parties qui le renferment.
Enfin, il en est qui croient que l'origine de cette expres-
sion vient de ce que le pus est séparé des autres liquides
du corps humain.

Cette discussion n'est, du reste, que d'un médiocre in-
térêt; ce qu'il importe surtout, c'est de bien déterminer la
signification pathologique du mot *abcès*.

Dans l'état actuel de la science, on entend par abcès toute collection de pus dans une poche circonscrite. Cependant, il est convenu de donner les noms d'épanchements purulents, d'empyème, aux collections de pus dans les cavités naturelles.

On admet aujourd'hui quatre classes d'abcès :

1° Les abcès chauds ; 2° les abcès froids ; 3° les abcès par congestion ; 4° les abcès métastatiques. Nous n'avons à nous occuper que de ceux de la troisième classe.

Jusqu'à la fin du siècle dernier, la plupart des médecins confondaient l'abcès par congestion avec d'autres tumeurs, et ils donnaient indifféremment ce nom à toutes celles formées, disaient-ils, par une matière fine et froide. A une époque plus rapprochée de nous, pour quelques auteurs, les deux expressions d'abcès froid et d'abcès par congestion étaient synonymes, et ils ne distinguaient pas les collections purulentes qui tiennent à une affection chronique de la partie où elles ont leur siége, des collections formées par la migration du pus secrété dans une partie éloignée. Quelques observations isolées avaient cependant montré cette différence, que David en 1779, et Bell en 1787 mentionnèrent formellement. Plus tard, Abernethy, Desault et Boyer établirent enfin la distinction des trois premières espèces d'abcès. Aujourd'hui, on ne doit appeler *abcès par congestion* que ces amas de pus qui apparaissent plus ou moins loin du lieu où existe la maladie qui est le point de départ de la suppuration.

Gerdy leur a donné le nom de *migrateurs*, par opposition à ceux qui siégent non loin de la lésion qui les a déterminés, et que pour ce motif il nomme *sessiles*. La dénomination *par congestion* nous paraît d'autant plus propre, que le pus, comprimé et chassé par les organes voisins, avançant par son propre poids, vient dans des régions variées et s'y rassemble.

DES CAUSES

Ces abcès proviennent, le plus souvent, des vertèbres cariées des lombes et du thorax (rarement ou presque jamais des vertèbres du cou), quelquefois aussi d'un os voisin (les côtes, l'omoplate, la clavicule). C'est toujours, et dans tous les cas, une altération du tissu osseux.

Tout ce qui peut déterminer la carie simple ou tuberculeuse et la nécrose peut consécutivement produire aussi un abcès par *congestion ;* cependant, parmi ces causes, il en est quelques-unes qui me paraissent jouer dans cette production un rôle important. Toutefois, nous en dirons seulement quelques mots, et pour être clair nous les diviserons en causes internes et en causes externes.

Causes internes.

Elles comprennent : la diathèse scrofuleuse, la variole, certaines affections cutanées qui n'ont pas atteint leur entier développement, surtout chez les enfants, le rhumatisme des lombes, le virus syphilitique, les excès vénériens, très-souvent aussi la masturbation.

Tous les médecins sont d'accord touchant l'influence que la scrofule peut exercer dans la production de la carie des vertèbres. En effet, si cette maladie se manifeste le plus souvent par une affection particulière des glandes et des vaisseaux lymphatiques et par un trouble notable des fonctions, l'expérience nous montre aussi qu'elle frappe de préférence les os spongieux. Un grand nombre de praticiens pensent que, chez l'enfant, la carie des vertèbres est due le plus souvent à cette diathèse. On doit dire cependant que les individus scrofuleux sont moins exposés aux abcès qu'à des déviations de la colonne vertébrale.

Le célèbre Lodran dit avoir rencontré un abcès par congestion provenant d'une variole qui n'avait pas suivi sa marche ordinaire. Il est plus raisonnable de penser que chez ce malade il existait déjà, au moins, une prédisposition à cette affection.

Quand un rhumatisme aigu a son siége dans les ligaments, les membranes et le périoste des vertèbres, vers le vingtième ou le trentième jour, il peut survenir un abcès. Mais est-ce bien alors un abcès par congestion ? Morgagnes, il est vrai, affirme que chez des sujets morts d'arthrite, il a trouvé le corps des vertèbres carié, sans que les ligaments et les cartilages eussent été atteints. Cette opinion nous paraît très-contestable, et jusqu'à preuve du contraire nous ne pourrons admettre que l'abcès par *congestion* puisse provenir d'une arthrite.

Le professeur Portal a cité de nombreux exemples de l'influence qu'exerce le virus syphilitique comme cause de la maladie qui nous occupe. Tissot a longuement disserté sur les effets que peuvent, dans ce cas, produire les excès vénériens. Nous avons eu l'occasion d'en observer un cas qui fit sur nous une grande sensation : un de nos amis, étudiant en médecine, paraissant jouir de la plus robuste santé, après avoir pendant assez longtemps fait des abus de coït, ressentit dans les lombes des douleurs assez vives auxquelles il n'attacha aucune importance ; mais bientôt apparut un abcès par congestion, et il mourut après une année de souffrances.

De toutes les causes il n'en est certes pas de plus fréquente que l'onanisme. C'est chose incroyable, dit Boyer dans ses leçons de clinique, de voir combien la carie des vertèbres dépend fréquemment de la masturbation. Cet illustre professeur avoue cependant qu'il lui est fort difficile de dire comment cette cause agit pour produire un abcès. D'où vient, en effet, qu'elle attaque plutôt les vertèbres que les autres os spongieux ? Nous ne chercherons pas à l'expliquer, et nous laissons à de plus savants que nous le soin d'élucider cette question.

Causes externes.

Parmi les *causes externes*, nous nous bornerons à mentionner les coups, les contusions, les extensions violentes de la colonne vertébrale, en un mot, tout ce qui peut directement ou indirectement produire l'inflammation et consécutivement une suppuration des ligaments du périoste ou du tissu osseux lui-même.

ANATOMIE ET PHYSIOLOGIE

Pathologique.

Quand, à la suite d'une carie ou d'une affection tuberculeuse du corps des vertèbres, la suppuration s'est établie, le pus commence par envahir les os et les tissus qui les entourent ; bientôt le liquide, en vertu des lois de la pesanteur, s'échappe inférieurement vers les parties qui lui présentent le moins de résistance. Souvent alors il traverse la plèvre ou le péritoine, et enfin, après un détour plus ou moins long, il se montre sous forme d'abcès, dans des régions différentes ; fréquemment il prend la direction du muscle psoas, à cause de l'abondance du tissu cellulaire dont ce muscle est entouré ; de là il surgit vers le ligament de Fallope, et il vient former à l'aine une tumeur sous l'aponévrose *fascia lata*.

Quelquefois la matière purulente apparaît dans la région des lombes, d'où le nom d'*abcès lombaire* de quelques auteurs. Souvent aussi le liquide arrive jusqu'au fond du bassin, sort par la scissure ischiatique, se montre au pli des fesses, ou bien traverse les muscles sous-pubiens et ischio-coccigiens, et détermine l'abcès à l'anus ou au périnée.

Parfois aussi, l'abcès se présente à l'angle inférieur de l'omoplate.

On comprend facilement comment le pus se porte dans des régions si éloignées. Les organes qui avoisinent l'os affecté remplissant sans cesse des fonctions qui s'opposent à ce que la collection se fasse au lieu même de la suppuration, forcent le pus à se réfugier ailleurs.

Mais quels sont les organes qui peuvent le repousser? Ceux qui sont continuellement en mouvement, comme les poumons, le diaphragme et les viscères abdominaux. Aussi ne faut-il ordinairement chercher l'abcès par congestion ni dans la cavité thoracique ni dans la cavité abdominale. Cependant il y a des exceptions à cette règle générale.

En un mot, si l'on en excepte la tête, l'avant-bras et la main, la jambe et le pied, les abcès peuvent se montrer à peu près dans toutes les régions. Néanmoins, les lieux où on les observe le plus souvent sont : 1° la partie supérieure et interne de la cuisse, au niveau de l'attache du muscle psoas ; 2° la partie antérieure de la cuisse, sur le trajet des vaisseaux fémoraux ; 3° la région fessière et la partie postérieure de la cuisse, dans la direction du grand nerf sciatique ; 4° la paroi abdominale, dans le voisinage de l'épine iliaque entéro-supérieure, ou au-dessus de l'arcade crurale ; 5° le périnée ; 6° la partie postérieure du tronc.

On a cherché à indiquer la loi générale d'après laquelle les abcès par congestion cheminent nécessairement vers tel point plutôt que vers tel autre. Toutes les opinions émises à ce sujet manquent d'exactitude ; la direction du pus, entraîné par son propre poids, varie suivant les sujets et les accidents pathologiques. On peut bien prévoir quelle sera sa marche, mais il est impossible de l'indiquer à l'avance d'une manière certaine.

Le foyer des abcès par *congestion* présente une disposition générale assez constante. C'est un trajet étroit et comme fistuleux, d'une longueur variable, terminé à ses deux extrémités par des poches, dont l'une correspond à l'organe ou à la partie du système osseux altéré, et dont l'autre soulève les téguments. Quelquefois ce trajet se divise et va aboutir à deux tumeurs extérieures. Les parois de la poche sont formées par du tissu cellulaire, d'abord mince et peu consistant ; il devient, plus tard, épais et dur, et peut même, quand la maladie est longue, acquérir une dureté fibreuse ou cartilagineuse. L'intérieur du foyer est tapissé par une fausse membrane, d'abord blanchâtre, molle et pulpeuse, puis, rouge et vasculaire, quand l'abcès a été ouvert. Ainsi que j'ai pu l'observer récemment dans plusieurs autopsies, cette membrane peut manquer par place au niveau des aponévroses, des tendons et des ligaments. Le pus qui remplit la poche est tantôt liquide et séreux, tantôt bien lié et contenant des grumeaux fibrineux, de la matière tuberculeuse concrète ou réduite en bouillie, des séquestres ou de la poussière osseuse résultant soit de l'altération pathologique des os, soit de leur usure mécanique. Dans quelques cas, on a trouvé, dans la cavité, des débris

de matière tuberculeuse durcie, ressemblant à de l'adipo-
cire. Quelquefois même il ne restait plus que des vestiges
du trajet fistuleux, interrompu de distance en distance ou
complétement oblitéré et remplacé par un cordon fibro-cel-
luleux (Denonvilliers).

Des caractères.

La tumeur formée par un abcès par congestion est
molle, mal circonscrite, sans douleur, sans aucun signe
d'inflammation, sans changement de couleur de la peau ;
le plus souvent, la fluctuation y est égale, même dès sa
formation. La tumeur grossit avec une extrême lenteur ;
quelquefois, cependant, elle acquiert en peu de temps
d'énormes proportions, et (mais ces cas sont très-rares)
on la voit apparaître tout d'un coup, comme une hernie qui
fait saillie après un effort, une chute ou une position particulière du corps. Quand le malade est couché et que la
congestion du pus se trouve au-dessus de sa source, la tumeur diminue ; s'il se lève, l'abcès se montre de nouveau,
et il augmente s'il reste debout, car alors le liquide purulent revient par le même chemin qu'il avait d'abord suivi.
La toux, le rire, les mouvements brusques, tous les actes,
enfin, qui rétrécissent brusquement la cavité abdominale,
lui impriment une impulsion plus ou moins forte.

Si l'abcès siége à l'aine, le malade tient les jambes allon-
gées afin de diminuer la douleur des lombes, en distendant
le muscle psoas où se fait la suppuration.

Il est rare de voir l'abcès uni à une déviation de la colonne vertébrale. Si la carie a seulement atteint la superficie du corps des vertèbres, l'abcès en est toujours la conséquence ; au contraire, si la lésion occupe tout le corps des vertèbres, ce n'est plus l'abcès, mais bien la gibbosité qui survient. Cette distinction, qui n'a été signalée par aucun auteur, est cependant bien digne de remarque.

Au début de la maladie le diagnostic en est fort difficile. Néanmoins, elle est ordinairement précédée de douleurs lombaires ou dorsales, et quand nous voyons ce symptôme persister longtemps, il est toujours pour nous un indice certain de l'affection primitive. Ces douleurs, souvent confondues avec les effets d'un simple rhumatisme, peuvent, avant que l'abcès ne se manifeste, se prolonger de quelques semaines à deux et même trois ans. Elles ne résident pas seulement dans les vertèbres, elles peuvent atteindre les os voisins et la partie supérieure du coccyx.

L'abcès abandonné à la nature acquiert plus ou moins promptement un grand volume. A la longue, la superficie de la peau devient rouge, elle s'amincit, s'ulcère et bientôt il s'en écoule un pus séreux, ressemblant souvent à du petit lait, mêlé à des flocons albumineux et quelquefois à des particules osseuses.

Des accidents très-graves ne tardent pas à apparaître, et cette apparition a lieu d'autant plus vite que la congestion est moins éloignée de la source de la suppuration ; l'ouver-

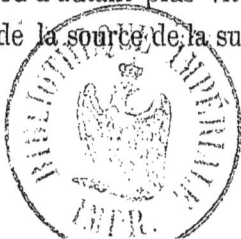

ture devient fistuleuse, elle s'agrandit, elle laisse échapper une quantité de pus plus considérable que ne l'auraient fait supposer les dimensions de la tumeur ; puis elle semble diminuer, et enfin, quoique les malades ne fassent rien pour cela, elle se montre de nouveau et plus volumineuse.

Tant que la poche purulente reste fermée, elle n'exerce aucune influence fâcheuse sur la santé, et ne nuit que par l'action mécanique qu'elle exerce sur les parties voisines : mais plus ou moins longtemps après son ouverture, survient la fièvre hectique ; les malades, amaigris, sont tourmentés par des sueurs fétides, par des coliques insupportables à eux-mêmes et à ceux qui les assistent ; ils demandent la mort. Enfin, les forces diminuent, le pus cesse de couler, le délire survient, des escharres se forment à la région sacrée, les extrémités inférieures s'infiltrent, et ces malheureux succombent dans l'épuisement et le marasme.

Le développement de tous ces symptômes adynamiques, si analogues à ceux des empoisonnements miasmatiques, est dû à l'infection putride, comme l'ont démontré les plus récentes recherches de la chimie ; le pus, en effet, mis en contact avec l'air, détermine, en se décomposant, la formation dans l'intérieur du foyer de gaz fétides qui sont rapidement absorbés.

La mort n'est pas la terminaison constante de ces abcès ; quelques-unes de ces complications peuvent manquer, et la maladie passer à l'état chronique. Dans certains cas on a vu la suppuration diminuer graduellement et le trajet fistuleux se cicatriser, soit de prime abord, soit après une ou plusieurs réouvertures. Les observations rapportées par MM. Pain, Bailly, Rambaud et Michel (de Strasbourg) ne laissent aucun doute à cet égard.

La possibilité de la cessation spontanée de ces abcès a été longtemps mise en doute. Ce mode de guérison est rare, il est vrai, mais incontestable, et il est attesté par les faits qu'ont publiés David, Abernethy, Larrey, Dupuytren, Nélaton, Hourman, Vilmot, et dernièrement encore M. Denonvilliers. M. Bouvier regarde même cette terminaison comme assez fréquente chez les enfants.

Du diagnostic.

Il est peu de maladies qui puissent être confondues avec un abcès par congestion; cependant, bien des erreurs de diagnostic ont été commises, les unes imputables à l'ignorance ou à la légèreté, les autres rendues presque inévitables en raison d'un fâcheux concours de circonstances. Ainsi, Boyer parle d'un abcès par congestion siégeant à l'aine, et qui fut pris pour un bubon. Un fait semblable a été raconté par Wedemeyer dans le journal de Graefe. L'anévrisme a été également confondu avec un abcès par congestion. Pelletan et le professeur Nélaton en rapportent chacun un exemple. L'erreur a été encore plus fréquente avec les hernies crurales; Bérard et Briot ont cité plusieurs méprises de ce genre. Cependant il nous semble qu'un examen très-attentif suffira pour garantir le médecin d'une semblable faute.

L'auteur de l'Encyclopédie affirme que l'on a souvent confondu les abcès par congestion avec ces tumeurs phlegmoneuses qui se forment à côté de l'anus ; et, selon lui, cette erreur serait sans gravité, et ne présenterait qu'une cicatrisation plus longue et plus difficile à obtenir. Telle n'est pas notre opinion, et il nous paraît superflu d'appuyer par des faits notre manière de voir.

En résumé, le diagnostic de l'abcès par congestion est, la plupart du temps, facile. Dans les cas douteux, on devra examiner avec soin les caractères commémoratifs, et surtout ne pas oublier les douleurs de la colonne vertébrale, qui nous ont toujours beaucoup aidé pour éclaircir nos doutes.

Du pronostic.

Nous dirons peu de chose à ce sujet. L'expérience quotidienne démontre que l'abcès par congestion est une maladie des plus graves. Nous avons déjà dit qu'elle peut toutefois se guérir spontanément, et que cette terminaison heureuse n'était pas rare chez les enfants. En général, un abcès ayant la forme enkystée, et dépendant de l'affection tuberculeuse des vertèbres, est moins dangereux que celui qui a pour cause la seconde forme, c'est-à-dire l'infiltration tuberculeuse. Leur gravité varie d'ailleurs beau-

coup, selon le siége ; ainsi, un abcès consécutif à la nécrose d'un os accessible aux moyens chirurgicaux, pourra
guérir après l'extraction d'un séquestre, tandis qu'un abcès
symptômatique d'une lésion de la colonne vertébrale, contre laquelle la chirurgie n'a pas d'action, aura, presque fa-
talement une fâcheuse terminaison.

TRAÏTEMENT

Pour être complet dans cette partie de mon sujet, peut-être devrais-je, avant d'indiquer les moyens curatifs dirigés contre l'abcès lui-même, dire un mot de ceux par lesquels on s'efforce de combattre la lésion primitive, en vertu de cet axiome : *sublata causa tollitur effectus*. Mais cela me conduirait trop loin, et je dois me borner à émettre, sur ce point important de thérapeutique, quelques préceptes généraux.

Je suis bien loin de croire qu'un abcès est mortel toutes les fois qu'il se montre, même chez des individus atteints de rhumatisme chronique ou de lumbago, par exemple; mais, comme il importe de se tenir sans cesse en garde contre le danger qui pourrait résulter de la formation d'un kyste purulent, je ne crains pas de conseiller l'emploi immédiat de moyens ayant pour but de détourner la lésion menaçante des vertèbres.

Les douleurs lombaires et dorsales seront donc attentivement surveillées, surtout chez les enfants scrofuleux et

chez ceux qu'on soupçonne de se livrer à l'onanisme. Il y a
tant de malades qui regrettent d'avoir négligé la douleur !

Quand les douleurs sont récentes et dues à une cause ex-
terne, à un coup ou à une chute, il sera bon d'employer les
émissions sanguines, locales ou générales, suivant l'intensité
de la cause et la constitution du sujet; on prescrira en
même temps le repos, le décubitus, la diète, les boissons
laxatives et tempérantes, enfin tous les agents qu'on oppose
aux inflammations.

Lorsqu'on aura affaire à des douleurs chroniques, dont
sont parfois atteints les scrofuleux et les masturbateurs, les
vésicatoires successivement appliqués, les cautères, les
moxas seront très-utiles. Il ne faudra pas oublier les soins
hygiéniques, un bon régime, et tout ce qui est capable de
rétablir les forces du malade.

Si la cause de la maladie est due au virus vénérien, on
aura recours aux antisyphilitiques.

L'inocuité des abcès par congestion, tant qu'ils restent
fermés, opposée au danger qu'entraîne leur ouverture
spontanée, a fait adopter par tous les chirurgiens d'aujourd'hui le principe de ne laisser jamais un de ces abcès
s'ouvrir lui-même. Mais alors, quel est le mode de traitement auquel on doit donner la préférence ? Avant de donner issue au liquide purulent, ne vaut-il pas mieux tenter
d'en obtenir la résolution ? Déjà, en 1798, l'illustre Abernethy avait déclaré formellement que l'ouverture artificielle
de ces abcès était dangereuse, et qu'avant d'y avoir recours
on devait tout essayer pour provoquer l'absorption du pus.

Dans un travail publié il y a quelques années à peine, un savant praticien de Paris, M. Bouvier, a remis au jour et développé les idées du chirurgien anglais. M. Bouvier pense qu'il est toujours sage, à moins de contre-indication formelle, de ne recourir à l'évacuation que quand on aura mis à contribution tous les moyens propres à obtenir la résolution de l'abcès, méthode qui a l'avantage d'être exempte de tout danger.

Pour arriver à ce résultat, l'art doit agir de deux manières : 1° diminuer la production du pus ; 2° activer sa résorption. La première indication sera remplie en guérissant, ou tout au moins en améliorant l'affection osseuse, qui est l'origine de la maladie, et ici la thérapeutique variera selon la cause qui lui a donné naissance. Les moyens de satisfaire à la seconde indication sont locaux ou généraux. Les moyens locaux sont : 1° la compression, employée avec succès par MM. Clairat et Morpurgo ; cette pratique trouve rarement son application ; on ne doit y recourir que dans le cas où le liquide, refoulé, ne peut pénétrer dans des parties profondes. L'excitation des parois du foyer s'obtient à l'aide de l'électricité, du moxa, du cautère, ou bien encore de la teinture d'iode, de la pommade stibiée ou épispastique, etc. M. Bouvier préfère les révulsifs les moins énergiques, parce qu'il considère comme très-important d'éviter une inflammation trop vive et une altération profonde de la peau.

Les moyens généraux consistent en tous ceux, hygiéniques ou pharmaceutiques, capables de fortifier l'organisme et d'imprimer plus d'activité aux fonctions. Nous devons, en conséquence, nous borner à mentionner les préparations de fer et de quinquina, l'huile de foie de morue, le chlorure d'or, l'usage des vins généreux, des viandes grillées ou rôties, l'habitation à la campagne, etc.

Le temps, dit M. Bouvier, est un élément indispensable au succès de cette méthode thérapeutique. Il faut des mois, quelquefois des années, pour qu'elle ait produit tous ses effets, et que la collection purulente ait entièrement disparu. Sans en continuer indéfiniment l'emploi, on doit, ajoute-t-il, y persister tant que l'abcès ne menace pas de s'ouvrir ou que quelque autre danger imminent ne fait pas de l'évacuation du pus une nécessité absolue. Cependant, lorsque cette médication a été inefficace et que la maladie a continué à faire des progrès, on devra se décider à pratiquer l'ouverture de l'abcès ; mais, en tout cas, on n'attendra jamais que les parois du foyer soient trop affaiblies par la distension, parce que la plaie ne tarderait pas à se convertir en fistule, transformation dont nous avons signalé les fâcheuses conséquences.

Pour pratiquer l'ouverture des abcès par congestion, on a proposé un grand nombre de procédés ; ainsi, l'on a successivement conseillé les caustiques, le cautère actuel, le séton, l'incision, la ponction simple, la ponction oblique ou sous-cutanée, seule ou suivie de l'aspiration du liquide, la ponction suivie d'une injection aqueuse, ou iodée.

Les caustiques, le cautère actuel et le séton déterminent,

le plus souvent, une ouverture fistuleuse. Ces moyens sont, pour cette raison, abandonnés.

L'incision, préconisée surtout par Lisfranc, se pratiquait autrefois à l'aide d'une lancette, dite *lancette à abcès;* aujourd'hui, à cet instrument on a substitué le bistouri. Très-applicable à quelques abcès froids, le procédé de l'incision est repoussé par la plupart des chirurgiens modernes, à cause des dangers de l'accès de l'air dans le foyer, et partant de l'infection putride.

La ponction directe expose au même accident, et de plus à l'établissement d'une fistule; aussi a-t-on renoncé à ce mode opératoire pour la ponction oblique ou sous-cutanée. Le traitement par cette méthode n'est que palliatif dans le plus grand nombre des abcès par congestion, sinon dans tous absolument. On fait alors des ponctions successives qui ont pour avantage surtout de prévenir les inconvénients qui résulteraient de l'ouverture spontanée.

En 1841, M. Guérin a proposé de pratiquer cette ponction avec un trocart aplati, muni d'un robinet, dans le but de prévenir plus sûrement l'accès de l'air dans le kyste. Enfin, en 1849, MM. Abeille et Boinet appliquèrent les injections iodées au traitement de cette maladie.

Les injections iodées auraient, selon ces auteurs, l'avantage : 1° de produire dans les parois du foyer une excitation salutaire, d'en modifier le mode inflammatoire, de manière à substituer à la sécrétion d'un pus mal élaboré celle d'un pus louable d'abord, puis d'une matière plastique déterminant la cicatrisation et l'oblitération de la poche;

— 2º de prévenir l'accès de l'air et d'éviter l'infection putride, en vertu d'une action particulière que possède l'iode; — 3º d'agir directement sur les os malades et d'accélérer la guérison de l'affection principale. Malheureusement, l'expérience a prouvé que cette méthode n'avait point toute l'efficacité que lui attribuaient MM. Abeille et Boinet.

Dernièrement encore, M. Denonvilliers a démontré que l'iode n'agit, dans ces cas, que comme excitant et comme antiseptique, et que, sous ce rapport, ce médicament n'est guère supérieur à l'eau chlorurée ou créosotée, au vin pur ou aromatique. Néanmoins, nous pensons qu'on devra recourir aux injections iodées toutes les fois que les abcès par congestion auront résisté au traitement médical et qu'on aura été forcé d'en pratiquer l'ouverture. C'est surtout quand un trajet fistuleux s'est établi que ces injections sont d'une utilité incontestable.

EXAMENS EXIGÉS

POUR L'OBTENTION DU GRADE DE

DOCTEUR EN MÉDECINE

ET SUBIS PAR M. JEAN VIDAL

1ᵉʳ Examen : Anatomie et Physiologie.

2ᵉ   »   Pathologie médicale et Pathologie chirurgicale.

3ᵉ   »   Physique, Chimie, Histoire naturelle médicale.

4ᵉ   »   Hygiène, Médecine légale, thérapeutique.

5ᵉ   »   Clinique médicale et chirurgicale, Accouchements.

THÈSE. — *Des Abcès par Congestion*, présentée et publiquement soutenue le 2 mai 1866.

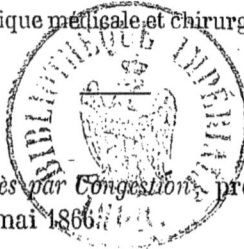